CONTENTS

1. フラップ手術とは　2

フラップ手術の分類と目的　2
- 歯周外科手術とフラップ手術　2
- 歯周組織再生療法とは　2
- 組織付着療法とは　2
- 切除療法とは　2

2. どんな患者にフラップ手術を行うのか？ 〜適応症〜　4

- フラップ手術の適応症　4
- 骨欠損形態によるフラップ手術の選択基準　4

3. フラップ手術の流れと基本術式　6

フラップ手術の流れ　6
切開の基本術式　7
- 切開の基本形態　7
- 一次・二次・三次切開　7
- 切開線の位置　8

歯肉剝離の基本術式　8
- 歯肉弁の種類　8
- 歯肉剝離の範囲　9
- 歯肉剝離に使用する縦切開　9
- フラップの種類　10

スケーリング・ルートプレーニング　10
- 不良肉芽組織の除去　10
- スケーリング・ルートプレーニング　10

骨整形・骨切除　11
歯肉弁の移動　12

4. 著者推奨　フラップ手術に使用する器具　13

- 切開時に使用する器具　13
- 剝離時に使用する器具　13
- スケーリング・ルートプレーニング時に使用する器具　14
- 骨整形・切除時に使用する器具　14
- 歯肉弁の調整および縫合時に使用する器具　15

監修，著者紹介　16

1. フラップ手術とは

フラップ手術の分類と目的

歯周外科手術とフラップ手術　歯周外科手術は、目的によって組織付着療法、歯周組織再生療法、切除療法、歯周形成外科に分類される。

そのうち組織付着療法、歯周組織再生療法、切除療法の3つが、一般的にフラップ手術とされている（**図1-①～③**）。

歯周組織再生療法とは　新生セメント質形成を伴った、新付着による治癒を目的とする処置法のこと（**図1-①**）。具体的な処置法としては、

- 歯周組織再生誘導法（GTR法）……フラップ手術＋メンブレン
- エナメルマトリックスタンパク質（EMD）を応用した手術法
   ……フラップ手術＋EMD
- 骨移植術……フラップ手術＋骨移植術

があげられる。

組織付着療法とは　歯根面および歯周ポケット内部に蓄積した細菌や、細菌由来の汚染物質を徹底的に取り除き、歯肉組織の根面への付着を促すことを目的とした処置法（**図1-②**）。新生セメント質形成を伴わず、長い接合上皮で治癒する。組織付着療法では、積極的な骨切除や骨整形は行わず、歯肉弁の根尖側移動も行わない。

具体的な処置法としては、

- 歯周ポケット搔爬術（閉鎖型フラップ手術）
- ウィドマン改良フラップ手術

などが含まれる。

切除療法とは　歯周ポケットを切除することによって確実にポケットを浅くし、プラークコントロールしやすい歯周環境をつくることを目的とした処置法（**図1-③**）。組織付着療法と同様に上皮性付着によって治癒するが、歯肉退縮が大きくなる。

具体的な処置法としては、

- 歯肉弁根尖側移動術（フラップ手術＋歯肉弁の移動）
- フラップ手術＋骨整形・骨切除
- 歯肉切除術（フラップ手術のカテゴリーには含まれない）

がある。

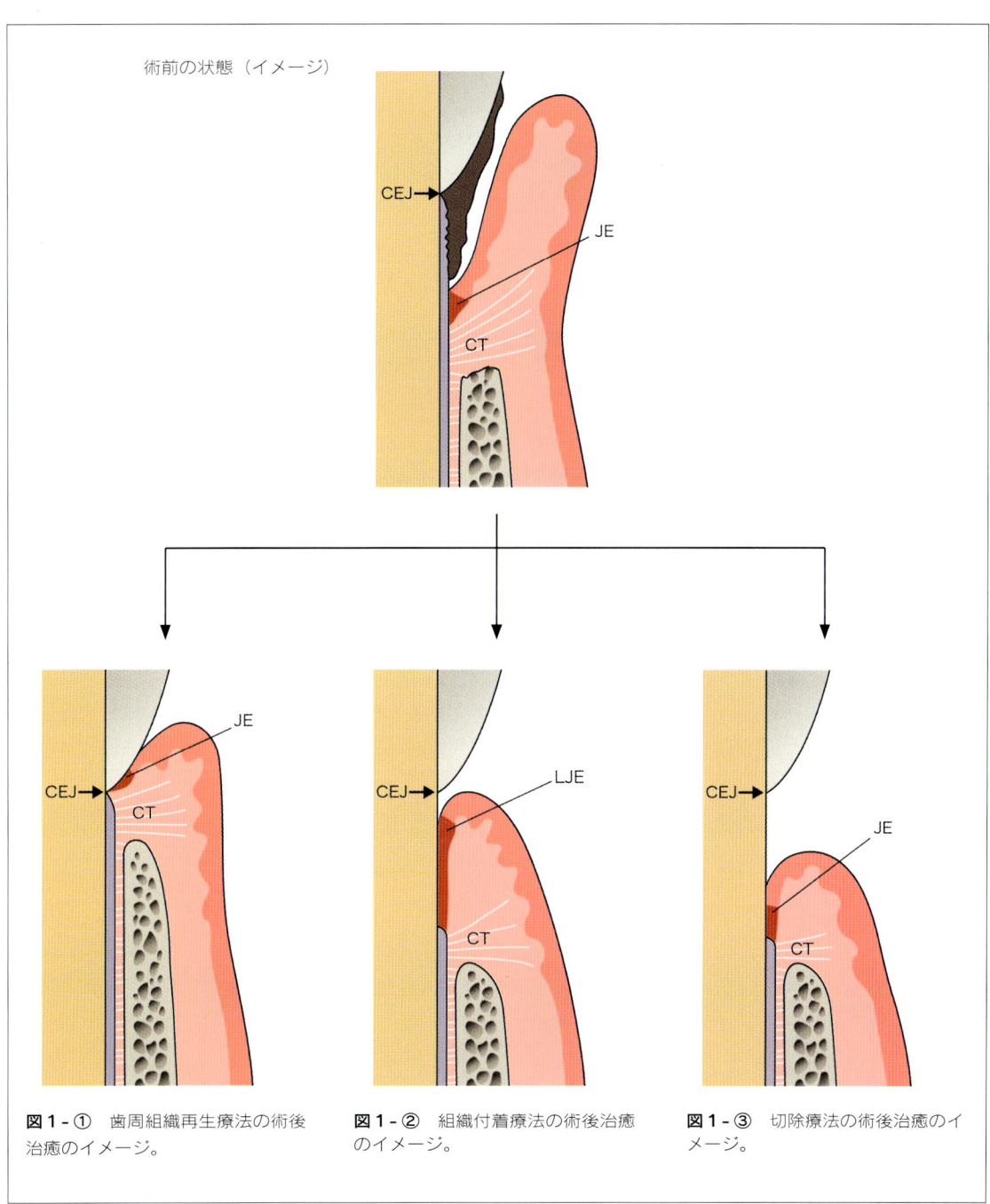

図1-① 歯周組織再生療法の術後治癒のイメージ。
図1-② 組織付着療法の術後治癒のイメージ。
図1-③ 切除療法の術後治癒のイメージ。

図1-①〜③ 各種フラップ手術の術後治癒のイメージ。CEJ：セメントエナメル境、CT：結合組織、JE：接合上皮、LJE：長い接合上皮。

2. どんな患者にフラップ手術を行うのか？ 〜適応症〜

フラップ手術の適応症

フラップ手術は、臨床的には再評価時のプロービング深さがおおむね4mm以上で、プロービング時の出血が認められる場合が適応となる。

> **フラップ手術の適応症**
> - 4mm以上の歯周ポケットが存在する場合
> - 歯槽骨の欠損や形態異常がある場合
> - 根分岐部病変がある場合
> - 歯周ポケットが根面の解剖学的形態異常と関連している場合
> - 歯肉歯槽粘膜病変がある場合

フラップ手術を実施するにあたっては、さらに術前に以下の条件を満たしておく必要がある。

- 患者への説明と同意が得られていること
- 患者の全身状態が良好であること
- 歯周基本治療が終了し、口腔清掃状態が良好なこと
  （オーレリーのプラークスコア20%以下が望ましい）
- 喫煙がコントロールされていること
  （できれば禁煙していることが望ましい）

骨欠損形態によるフラップ手術の選択基準

エックス線写真上で見られる骨欠損形態は、フラップ手術における重要な選択基準となる（**図2**）。

エックス線写真検査により垂直性骨吸収（**図2-①**）が存在する場合は、第一選択として歯周組織再生療法が選択できる（骨欠損の幅や深さ、骨壁数によって、組織付着療法が選択される場合もある）。

一方、水平性骨吸収症例（**図2-②**）では、組織付着療法あるいは切除療法が選択される。

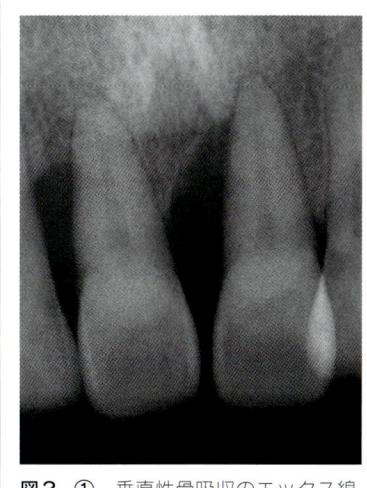
図2-① 垂直性骨吸収のエックス線写真例。

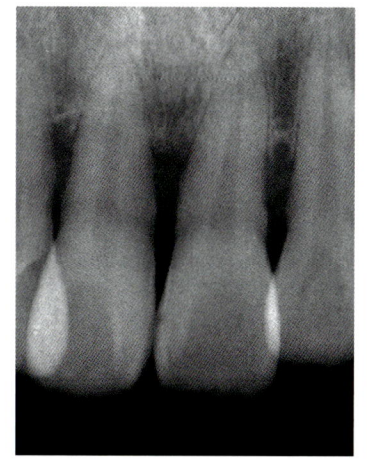
図2-② 水平性骨吸収のエックス線写真例。

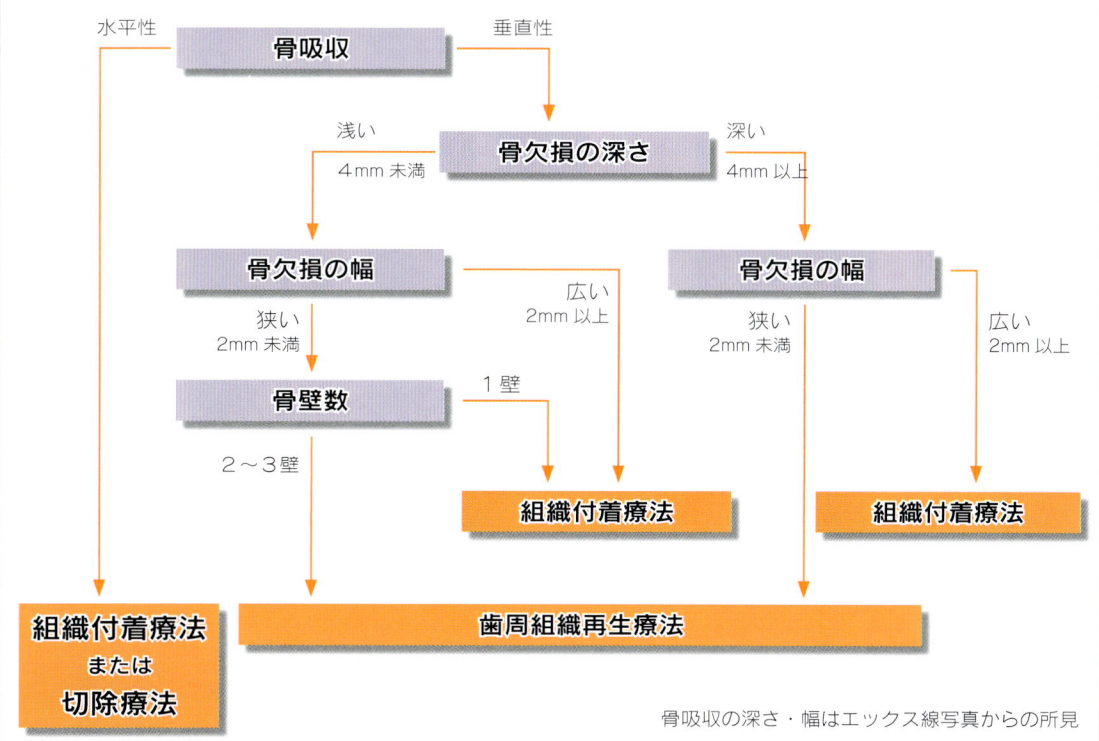

骨吸収の深さ・幅はエックス線写真からの所見

図2 骨欠損形態によるフラップ手術の選択基準（日本歯周病学会編．歯周病の検査・診断・治療計画の指針，2008．より引用改変）。

3. フラップ手術の流れと基本術式

フラップ手術の流れ

1. 術前検査（プロービング）
2. 術野の消毒
3. 麻酔
4. 術前検査（ボーンサウンディング）
5. 切開　　　　　　　　　　　　　　（☞ P7 参照）
6. 歯肉剥離　　　　　　　　　　　　（☞ P8 参照）
7. スケーリング・ルートプレーニング　（☞ P10 参照）
8. 骨整形・骨切除　　　　　　　　　（☞ P11 参照）
9. 歯肉弁の調整
10. 歯肉弁の移動　　　　　　　　　　（☞ P12 参照）
11. 縫合
12. 歯周包帯

切開の基本術式

切開の基本形態（図3）

①**扇状切開（スキャロップ状切開）**：扇状またはほたて貝の縁のように歯頸部の形態に沿って切開を加える方法で、フラップ手術の基本的な切開法。

②**直線状切開**：歯肉に対して真っ直ぐに加える方法で、歯肉切除術や縦切開などの際に用いる切開法。

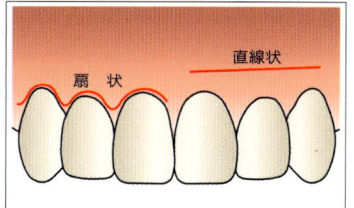

図3 扇状切開（スキャロップ状切開）と直線状切開。

一次・二次・三次切開（図4）

フラップ手術では、歯肉剥離や術後の歯肉弁の適合を行いやすくするために、以下の3つのステップで切開を行う。

①**一次切開**：歯肉縁から0.5〜1.0mmの位置を、内斜切開（**P8参照**）で歯槽骨頂めがけて扇状に行う切開（歯肉頂あるいは歯肉溝外切開：**P8参照**）。ポケット上皮および不良肉芽組織を、歯肉弁から除去するために行う（**図4-①**）。

②**二次切開**：一次切開後に行う歯肉溝内切開（**図4-②**）。歯肉のポケット上皮および炎症性結合組織を歯から切離するために行う。歯肉が薄い場合は、二次切開を一次切開として行う場合もある。

③**三次切開**：二次切開後、歯軸に対して垂直方向に行う切開（**図4-③**）。ポケット上皮および炎症性結合組織を骨から除去するための切開で、メスで行うことが困難な場合が多く、スケーラーや外科用鋭匙などを用いて行うこともある。

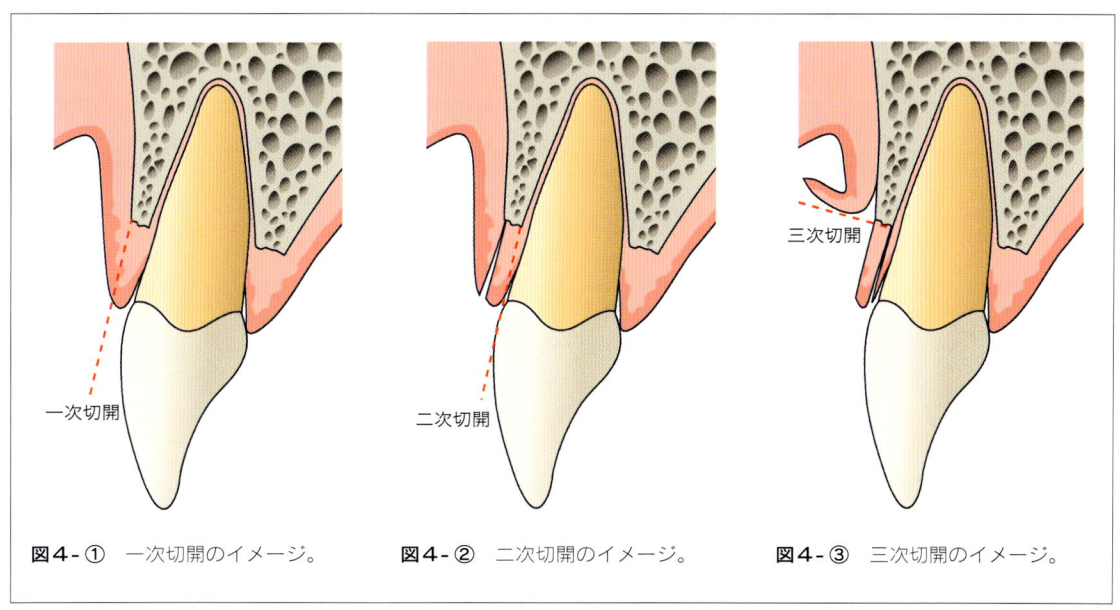

図4-① 一次切開のイメージ。　　図4-② 二次切開のイメージ。　　図4-③ 三次切開のイメージ。

図4 一次・二次・三次切開のイメージ。

切開線の位置（図5）
①**歯肉溝内切開**：歯肉溝底部より歯槽骨頂部をめがけて行う切開。付着歯肉が狭い場合や歯肉や歯槽骨が薄い場合、歯肉退縮をなるべく少なくしたい場合、歯肉をなるべく保存したい場合に用いる。
②**歯肉頂切開**：歯肉頂縁部より歯槽骨頂部に至る切開。ポケット上皮を除去するように行う。
③**歯肉溝外切開**：歯肉辺縁頂部より外側の口腔上皮から、歯槽骨頂部に至る切開。
※メスの刺入方向が歯冠側方向から歯槽骨部に向けて行う切開を**内斜切開**といい、根尖側方向から歯冠側方向に向けて行う切開を**外斜切開**という。外斜切開は切開する歯肉量が多くなるため、歯肉切除術時に用いる。

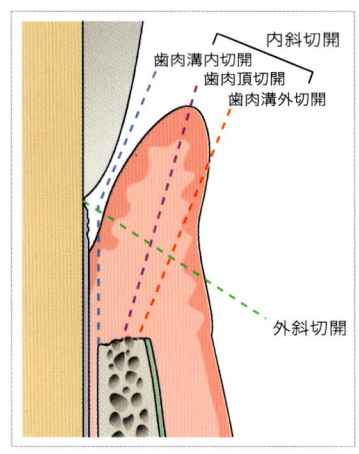

図5　切開線の位置。

歯肉剝離の基本術式

歯肉剝離時の注意点
- 歯肉の穿孔に注意する
- 歯肉の厚い歯間部などから少しずつ剝離していく
- 切開が骨面に完全に達していることを確認しながら行う
- 小さい剝離子を使用する
- 歯列から歯が突出しているところや歯肉の薄い部位は注意する

歯肉弁の種類
①**全部層歯肉弁**：骨膜を含んだ歯肉弁。骨外科など骨に対する処置を行う場合や、歯周組織再生療法などを行う場合に用いる（**図6-①**）。
②**部分層歯肉弁**：骨膜を含まない歯肉弁。骨膜を剝離しないため、外科的侵襲は少ない。歯周形成外科手術などの際に用いる（**図6-②**）。

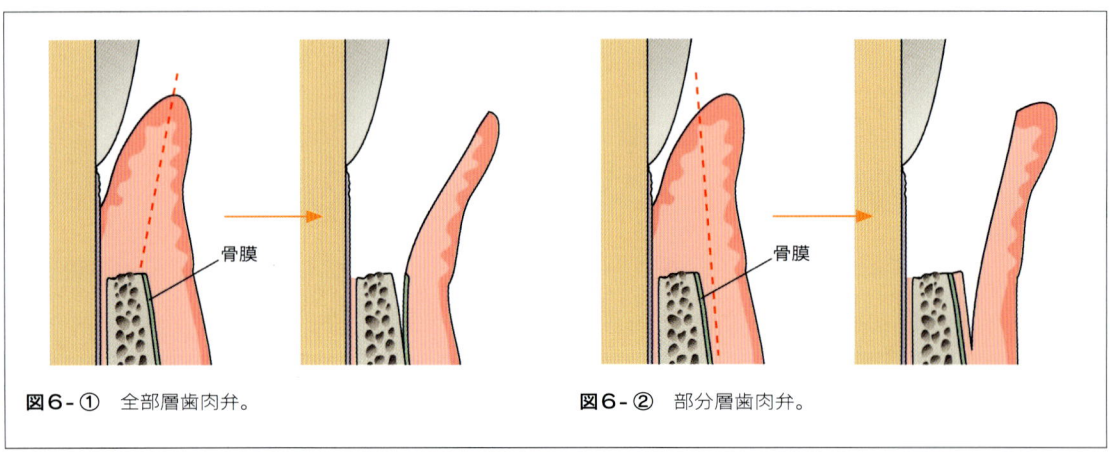

図6-①　全部層歯肉弁。　　図6-②　部分層歯肉弁。

図6　全部層歯肉弁と部分層歯肉弁。

歯肉剥離の範囲

- 剥離は根面へのアクセスが可能な範囲で最小限にする。
- 縦切開を行わない場合は、骨欠損部から1～2歯近遠心方向に剥離範囲を広げる。
- 骨欠損の深い部位では、骨欠損の範囲を十分に考慮しながら骨欠損の底部まで十分な剥離を行う。
- 骨面の露出時間は最小限にする。
- 歯肉剥離した骨は極力乾燥しないようにし、処置しないときは生理食塩水を浸したガーゼ小片や綿球を置き、歯肉弁を戻しておく。

歯肉剥離に使用する縦切開（図7）

横切開の両端あるいはそのどちらかの歯肉辺縁部から根尖方向に行う切開のこと。縦切開は、歯間部歯肉中央部や歯根中央部ではなく、偶角部に行う（**図7-②**）。また歯肉弁を移動させる場合は、MGJを超えた位置まで切開を延長する。

縦切開によって、歯肉弁への血液供給が不十分となることや、術後の瘢痕組織の残存などの問題があるので、縦切開を行う際は十分に考慮する必要がある。

> **縦切開の原則**
> - 歯の偶角部に行い、歯間部歯肉中央部や歯根中央部には行わない（**図7-②**）
> - メスの刃先は、骨面に対して直角ではなく斜切開で行う
> - 出血や神経の損傷などの危険性がある部位には行わない（下顎の舌側は原則的に避ける）

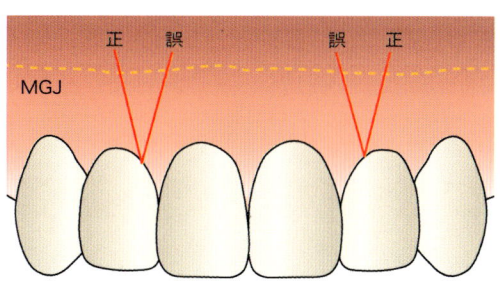

図7-① 縦切開は歯冠側よりも根尖側で広がるように行う。

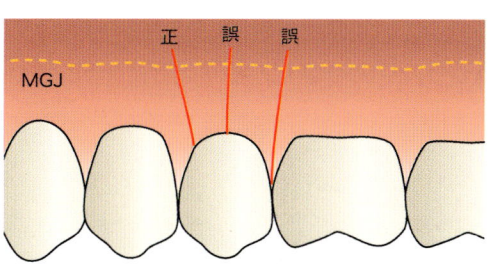

図7-② 縦切開は歯面の隅角部に行い、歯間部歯肉中央部や歯根中央部は避ける。

図7 縦切開時のポイント。

フラップの種類

①**エンベロップフラップ**：縦切開を加えないで歯肉弁を形成する方法（**図8-①**）。フルフラップやトライアンギュラーフラップに比較して手術部位が十分に露出できないので、近遠心方向に1歯分、切開線を延ばす必要がある。

②**トライアンギュラーフラップ**：縦切開を近心か遠心のいずれかの末端に加え、歯肉弁を三角形に剝離する方法（**図8-②**）。

③**フルフラップ**：縦切開を両端に加え、歯肉弁を大きく剝離する方法（**図8-③**）。

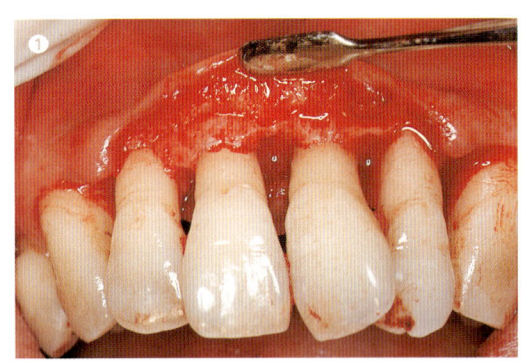
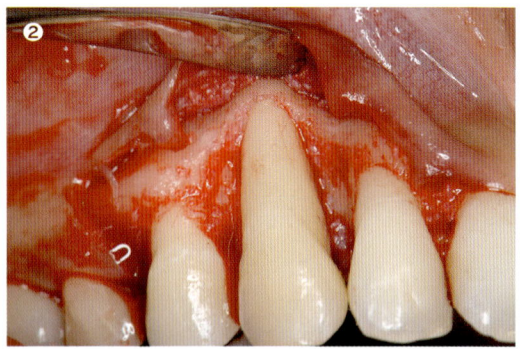
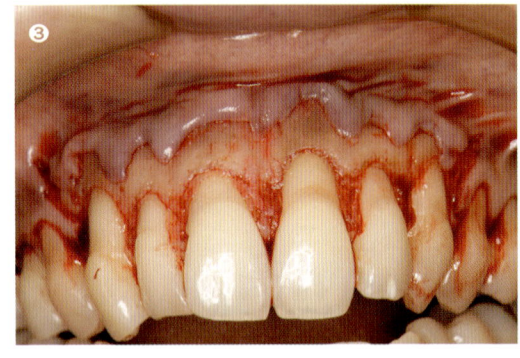

図8-① エンベロップフラップ。
図8-② トライアンギュラーフラップ。
図8-③ フルフラップ。

図8 おもなフラップの臨床例。

スケーリング・ルートプレーニング

不良肉芽組織の除去

スケーリング・ルートプレーニングに先立ち、根面や骨面に付着した不良肉芽組織の除去を行う（**図9**）。骨欠損が深く、炎症程度が高いほど、不良肉芽組織が多量に存在する。はじめに外科用鋭匙や鎌形スケーラーなどを用いると、手早く効率的に不良肉芽組織を除去することができる。

不良肉芽組織の除去が十分でないと出血が多くなり、術野の明視が困難となる。

スケーリング・ルートプレーニング

不良肉芽組織の除去後、手用スケーラーや超音波スケーラーなどを用いて、根面の十分なスケーリング・ルートプレーニングを行う（**図9-②**）。

最終仕上げにルートプレーニング用バーを用いることもある。

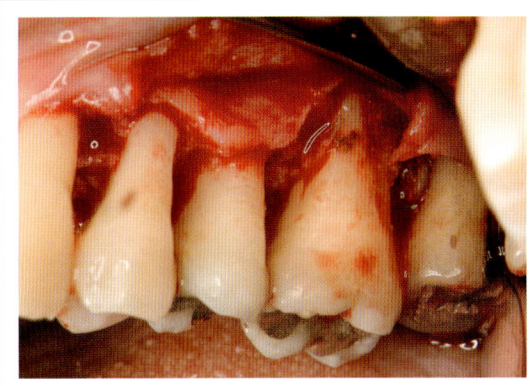
図9-①　歯周基本治療で取り残した歯石と不良肉芽組織が確認できる。

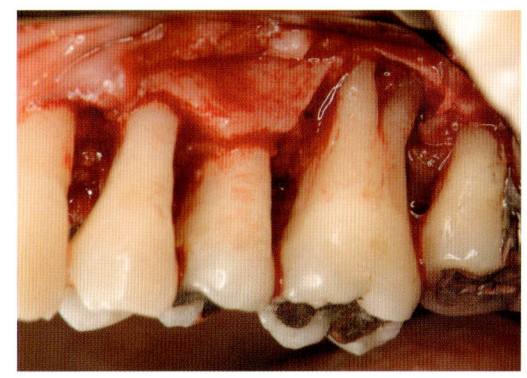
図9-②　歯石や不良肉芽組織はきれいに除去された。

図9　スケーリング・ルートプレーニング前後の臨床例。

骨整形・骨切除

歯槽骨の処置は、骨整形と骨切除に分類される。
- 骨整形……固有歯槽骨＊を除去することなく、外側の瘤状あるいは棚状になった歯槽骨を除去する方法（**図10-①**）。
- 骨切除……固有歯槽骨＊を除去する方法（**図10-②**）。骨切除は歯を支持している骨を除去するので、必要以上に行わないようにする。

なお、歯槽骨の処置は実施する場合としない場合がある。

＊固有歯槽骨：歯を直接支持している歯槽骨のこと。

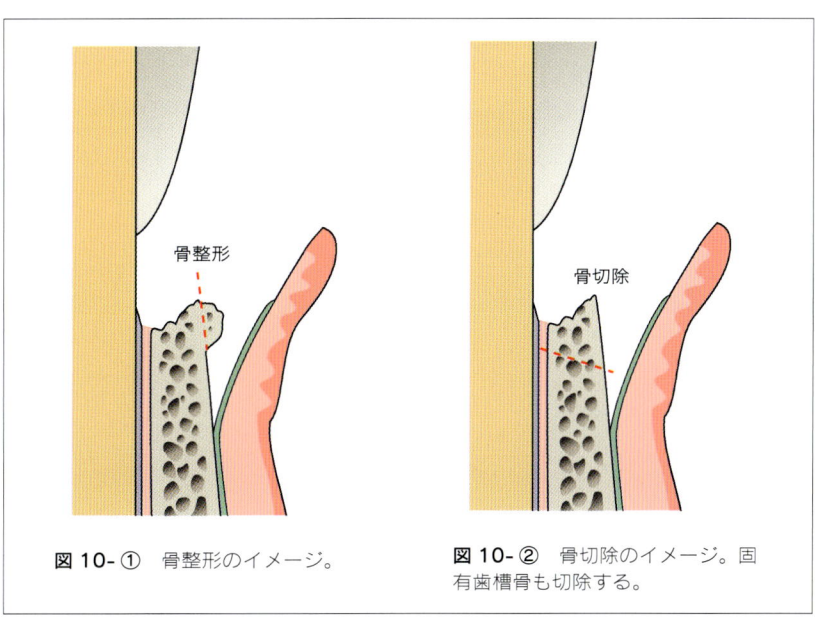

図10-①　骨整形のイメージ。

図10-②　骨切除のイメージ。固有歯槽骨も切除する。

図10　骨整形・骨切除のイメージ。

歯肉弁の移動

歯肉弁は、基本的には術前の位置に戻すことが原則である。しかし症例に応じて、歯肉弁を術前の位置よりも歯冠側や根尖側に移動することがある。

歯肉弁の移動距離は、歯肉剥離量（**図 11-①**）や減張切開（**図 11-②**）などで調整できる。

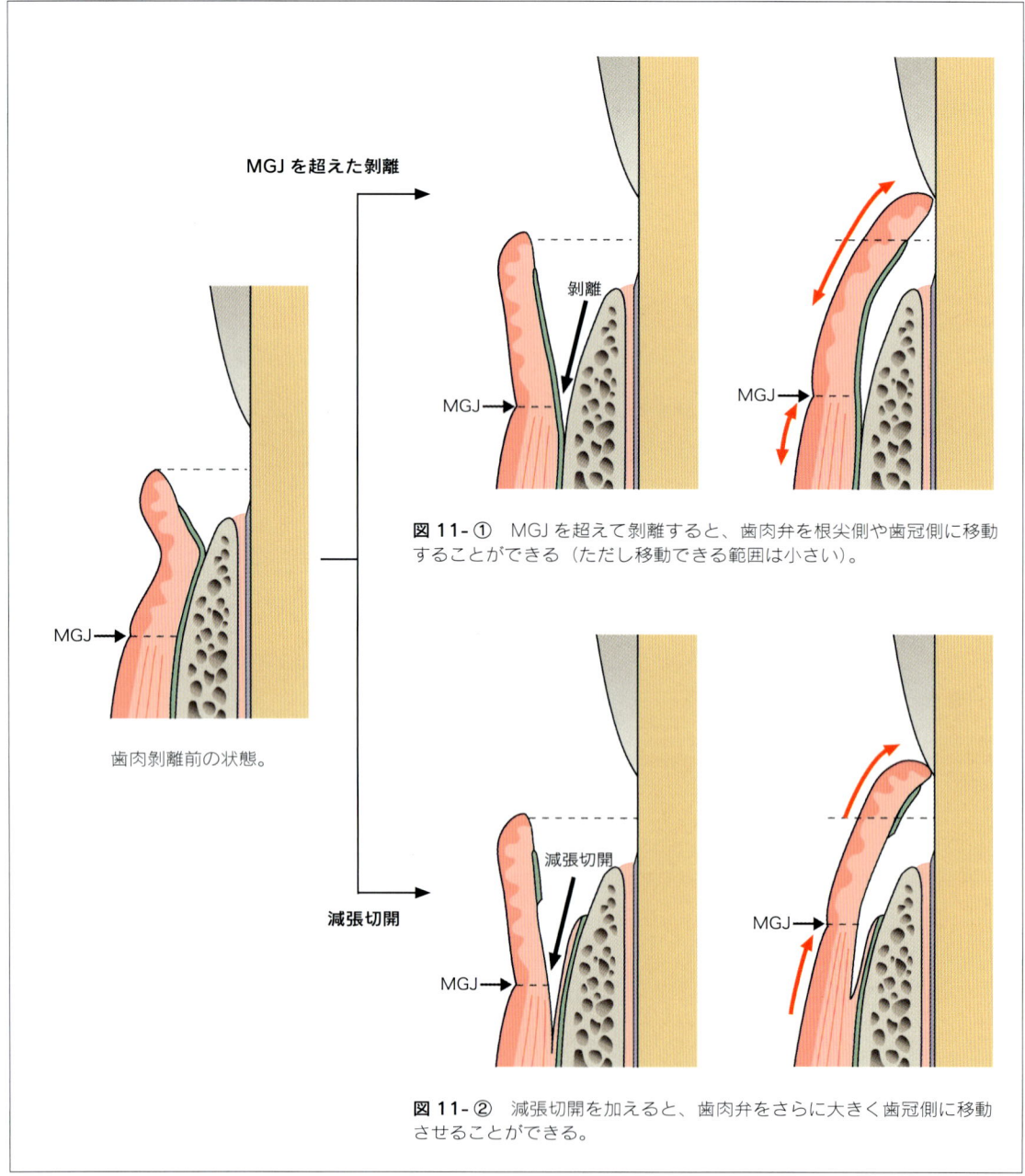

図 11-① MGJ を超えて剥離すると、歯肉弁を根尖側や歯冠側に移動することができる（ただし移動できる範囲は小さい）。

図 11-② 減張切開を加えると、歯肉弁をさらに大きく歯冠側に移動させることができる。

図 11　歯肉弁の移動のイメージ。

4. 著者推奨 フラップ手術に使用する器具

切開時に使用する器具

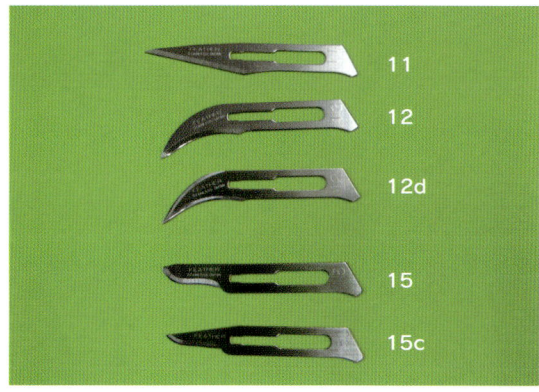

図12-① 各種替刃メス。11：おもに前歯部に使用。12：歯頸線に沿った扇状の切開を行いやすい。12d：両刃。押しても切れる。15：縦切開や細かい切開に用いる。15c：15を小さくしたメス刃。

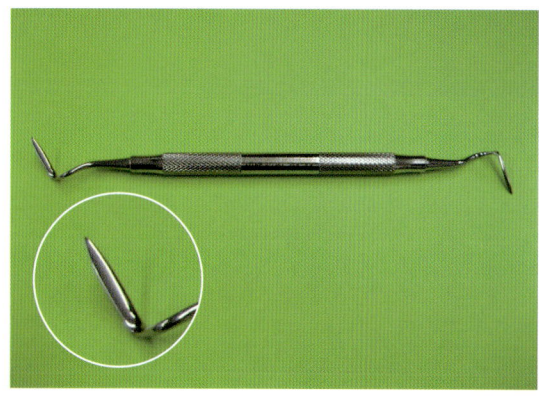

図12-② オーバンメス。歯間部の切開や二次切開時に用いる。とくに刃先の長いロングタイプのオーバンメスは歯間部やポケットの深い部位の切開に有効である。

剝離時に使用する器具

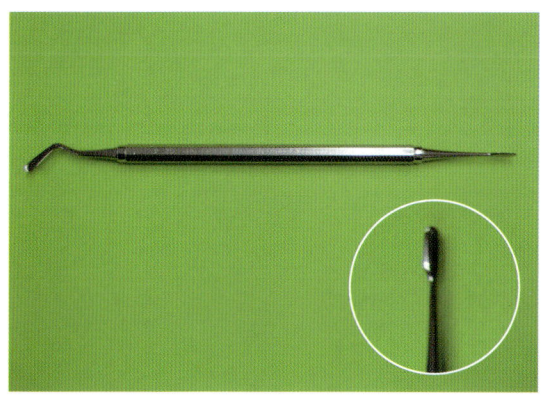

図13-① 骨膜剝離子（ハーシュフェルト20）。小型の剝離子で、歯肉の損傷を少なく剝離することができる。

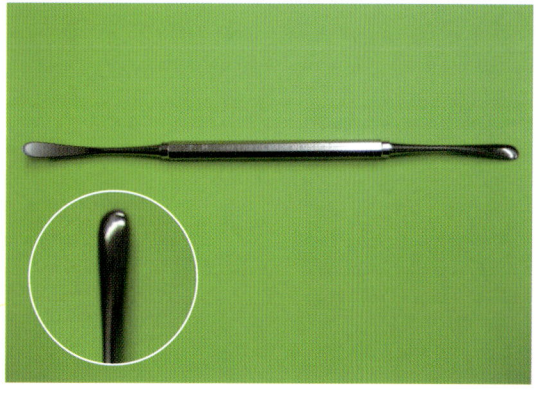

図13-② 骨膜剝離子（ゴールドマン・フォックス14）。やや大型の剝離子で、口蓋側や歯肉の厚い部位の剝離に適している。

スケーリング・ルートプレーニング時に使用する器具

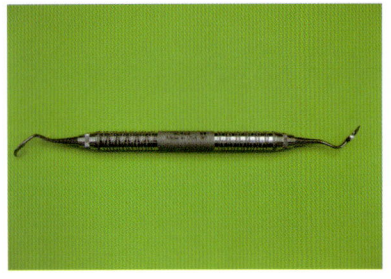

図14-① 鎌型スケーラー（クレンカプラン6：CK6）。切開後、歯間部や辺縁歯肉の除去に用いる。

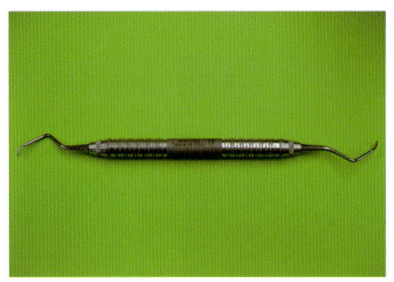

図14-② 外科用鋭匙（プリチャードPR1/2）。病変部の不良肉芽組織を除去するのに用いる。

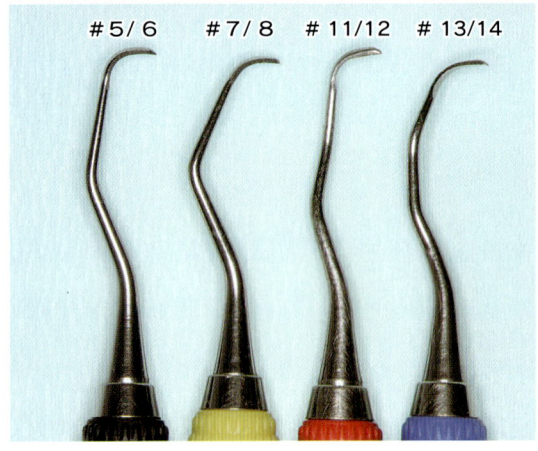

図14-③ グレーシースケーラー。

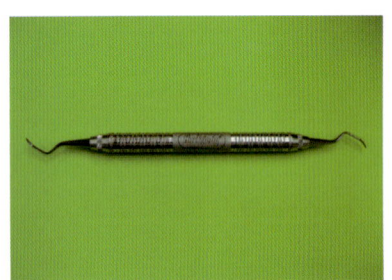

図14-④ IUスケーラー13/14。

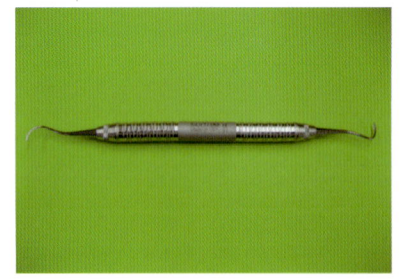

図14-⑤ IUスケーラー17/18。

骨整形・切除時に使用する器具

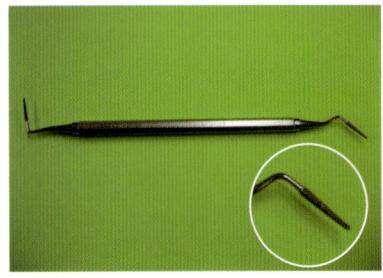

図15-① 骨ヤスリ（シュガーマン35/45）。歯間部のクレーターや凹凸のある歯槽骨面の仕上げに用いる。

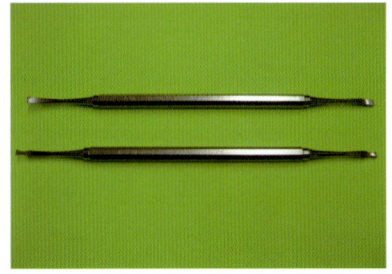 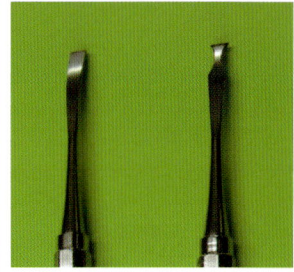

図15-② 骨ノミ（拡大写真左：TG、同右：TG-0）。骨ノミはpush strokeで用いる。TG-0は、切縁部に隣接する両脇腹部分に付与された半円状の刃部のくぼみ部分でも骨切除することができる。

歯肉弁の調整および縫合時に使用する器具

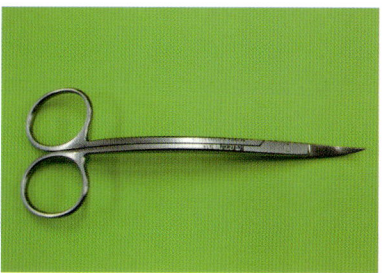

図 16-① 歯肉鋏（ラグランジュ 14）。刃部と柄部に彎曲があり、歯肉弁の調整に用いる。

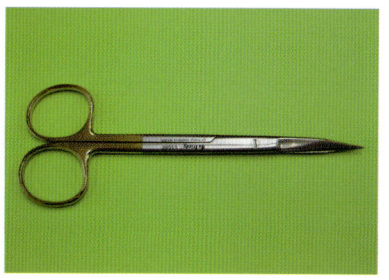

図 16-② 歯肉鋏（ゴールドマン・フォックス 5080）。片側の刃部にのこぎり状の刻みがあり、歯肉をとらえやすい。

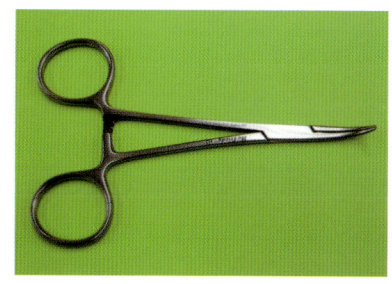

図 16-③ 止血鉗子（ホルステッド・モスキート曲 3）。出血部を把持し、止血するために用いるが、骨面や分岐部などに強固に付着した歯肉組織を把持して除去する場合などにも用いる。

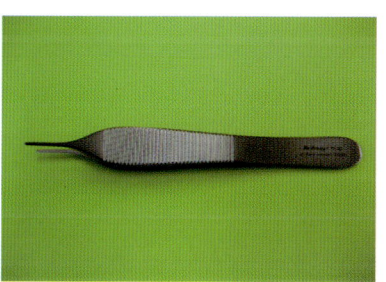

図 16-④ ティッシュプライヤー。歯肉弁や歯肉片を把持するために用いる（有鉤と無鉤のものがある）。

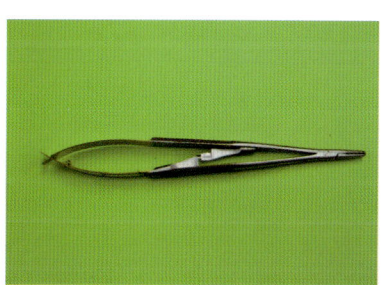

図 16-⑤ 持針器（カストロビージョ直 5020）。小型の持針器で、歯周形成外科などの緻密な手術時に用いる。

【監修・著者紹介】

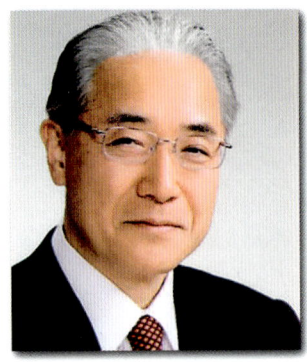

伊藤公一　いとうこういち

1972年	日本大学歯学部卒業
1976年	日本大学大学院歯学研究科修了（歯科保存学専攻）
1980年	米国インディアナ大学留学（～1983年　Dr. O'Leary に師事、Master of Science in Dentistry 取得）
1999年	日本大学教授（歯学部保存学教室歯周病学講座）
2002年	日本大学歯学部付属歯科病院長（～2007年）
2007年	日本大学歯学部次長（～2010年）
2009年	日本歯周病学会理事長（～2011年）

日本歯周病学会 認定医・専門医・指導医
日本歯科保存学会 保存治療認定医・保存治療指導医
AAP 会員

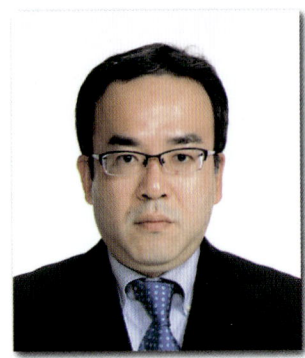

佐藤秀一　さとうしゅういち

1988年	日本大学歯学部卒業
1990年	日本大学助手（歯学部保存学教室歯周病学講座）
2004年	日本大学講師（専任扱）（歯学部保存学教室歯周病学講座）
2006年	ミシガン大学歯学部歯周病科留学
2007年	日本大学専任講師（歯学部保存学教室歯周病学講座）

日本歯周病学会 認定医・専門医・指導医
日本歯科保存学会 保存治療認定医
AAP 会員

DVDジャーナル・歯周外科手術マスターシリーズ Vol.1
ペリオドンタルフラップマネージメント

2011年4月10日　第1版第1刷発行

監　　修　　伊藤　公一
構　　成　　佐藤　秀一
発　行　人　　佐々木一高
発　行　所　　クインテッセンス出版株式会社
　　　　　　　東京都文京区本郷3丁目2番6号　〒113-0033
　　　　　　　クイントハウスビル　電話　(03)5842-2270(代表)
　　　　　　　　　　　　　　　　　　　　(03)5842-2272(営業部)
　　　　　　　　　　　　　　　　　　　　(03)5842-2279(編集部)
　　　　　　　web page address　http://www.quint-j.co.jp/

印刷・製本　　図書印刷株式会社

©2011　クインテッセンス出版株式会社　　　　禁無断転載・複写
Printed in Japan　　　　　　　　　　　　　落丁本・乱丁本はお取り替えします
　　　　　　　　　　　　　　　　　　　　　ISBN978-4-7812-0189-4 C3047

定価は表紙に表示してあります

お詫びと訂正

DVD ジャーナル 歯周外科手術マスターシリーズ Vol. 1『ペリオドンタルフラップマネージメント』同梱 DVD の収録内容において、下記の誤りがございました。
ここにお詫びいたしますとともに、訂正いたします。

●チャプター『フラップ手術の基本術式』内、「3．麻酔」におけるテロップ

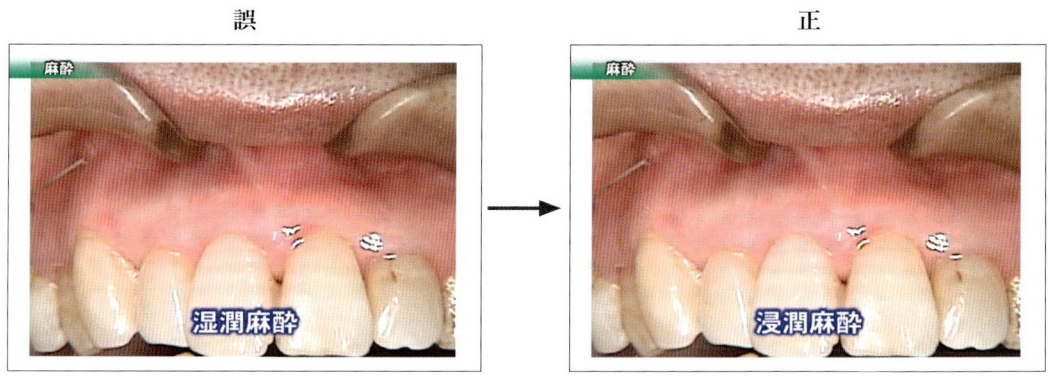

●チャプター『フラップ手術の基本術式』内、「4．診査（ボーンサウンディング）」
におけるテロップ

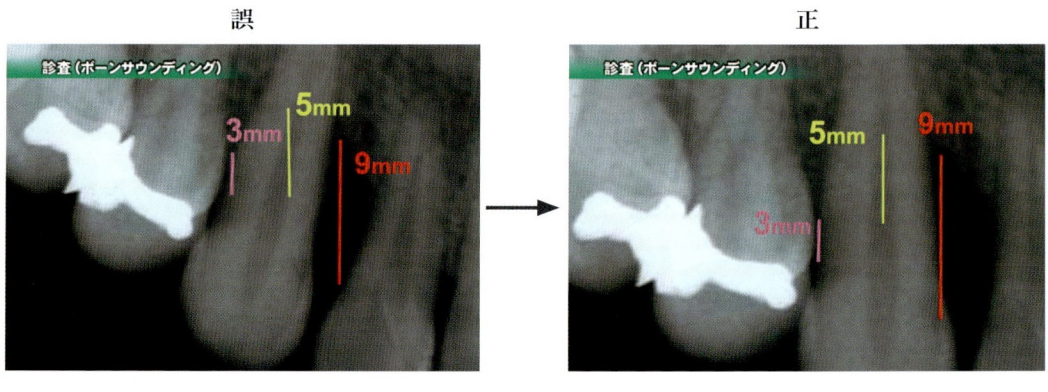

●チャプター『各種歯周外科手術の症例提示』内、「①歯周組織再生療法　EMD 法」
におけるテロップおよび切開の説明映像

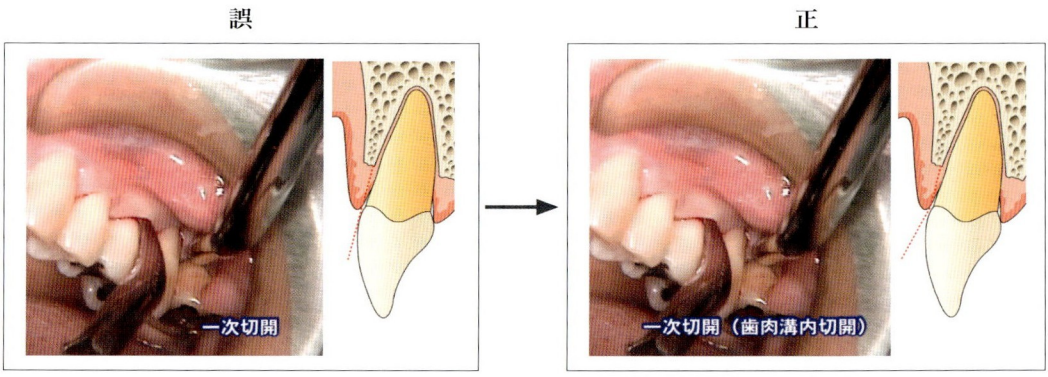